AF582188

MINISTÈRE DES TRAVAUX PUBLICS

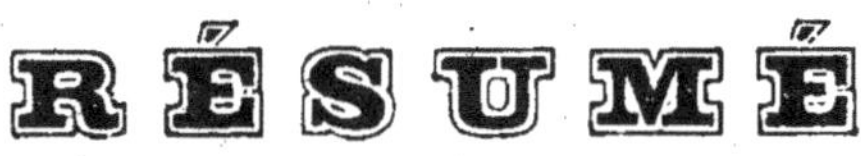

DES

SECOURS A DONNER

en cas d'accident

DANS LES MINES

Extrait de l'Instruction de M. le Dr A. PROUST, approuvée par M. le Ministre des Travaux publics.

LILLE
IMPRIMERIE L. DANEL.

1892.

MINISTÈRE DES TRAVAUX PUBLICS

RÉSUMÉ

DES

Secours à donner en cas d'accident

DANS LES MINES

Extrait de l'Instruction de M. le Docteur A. PROUST, approuvée par M. le Ministre des Travaux Publics.

SECOURS AUX ASPHYXIÉS.

L'asphyxie est toujours facile à reconnaître : il y a cessation subite de la respiration, des battements du cœur, du mouvement et de toutes les fonctions sensitives. Le visage se gonfle et se marque de taches rougeâtres, les yeux deviennent saillants, les traits se décomposent et la face est souvent livide.

Quelle que soit la cause de l'asphyxie, l'indication générale à suivre est de fournir l'oxygène qui manque :

1° On soustraira l'asphyxié à l'action des gaz délétères, on le transportera en plein air, ou dans un lieu bien aéré ;

2° On lui projettera avec force de l'eau froide sur la figure ;

3° On placera sous le nez un flacon d'ammoniaque ;

4° On déshabillera l'asphyxié et on lui fera rapidement quelques aspersions d'eau froide sur tout le corps ;

5° Immédiatement après, on fera des frictions longtemps continuées, sur toute la surface du corps et notamment sous les clavicules ;

6° L'asphyxié étant couché sur le dos, une personne, placée en avant de l'asphyxié et pour ainsi dire à cheval sur lui, élèvera et abaissera successivement ses bras.

Il faut continuer longtemps, très longtemps, l'emploi de ces moyens, autant que possible jusqu'à l'arrivée du médecin. Souvent dans des cas qui paraissaient désespérés, on a pu, à force de persévérance, ranimer les asphyxiés. On entend un léger soupir qui se renouvelle au bout de quelques minutes et la respiration, ainsi que la circulation reprennent leur cours.

Aussitôt que le malade donne un premier signe de vie, on le place dans un lit chaud, on lui fait avaler quelques cuillerées d'eau mêlée avec de l'eau-de-vie ou du rhum, et on a soin d'aérer convenablement la chambre où il repose.

SECOURS AUX NOYÉS.

On éloignera du patient les personnes inutiles, afin que l'air frais puisse lui arriver aussi largement que possible. On frictionnera à sec et rapidement les parties découvertes ; enfin, on donnera avec la main ouverte deux claques vives et bien appliquées sur la région de l'estomac. Si ces premiers moyens ne réussissent pas, on pratiquera immédiatement la respiration artificielle : le patient sera d'abord tourné sur le ventre, on placera sous l'estomac un rouleau de vêtements bien serré et noué ; le front du malade sera posé sur l'avant-bras droit un peu replié, en inclinant sa tête de manière à tenir la bouche éloignée du sol

S'agenouillant alors avec les deux mains étendues, on pressera sur le dos du patient de tout son poids, à deux ou trois reprises dans l'espace d'une demi-minute. Ces pressions ont pour but de faire sortir l'eau, les mucosités et autres matières accumulées dans la bouche, dans la gorge et dans l'estomac.

On tournera ensuite le patient sur le dos, la face en haut. Le rouleau de vêtements sera placé sous les reins, de telle sorte qu'il fasse saillir les fausses côtes à un niveau un peu supérieur à celui de la bouche.

On se mettra à genoux à cheval sur les hanches du patient, les coudes bien appuyés au corps ; on appliquera les deux mains, les doigts étendus sur la base de la poitrine, et, saisissant ainsi la taille à la hauteur des fausses côtes, on exercera des pressions intermittentes, pesant de tout le poids du corps sur les mains, déprimant fortement les côtes, comme si l'on voulait faire évacuer vers la bouche tout ce qui est contenu dans la poitrine.

Puis on se rejettera brusquement en arrière dans la première position.

Pendant ce temps un assistant a relevé les deux bras du malade, les a allongés et maintenus à terre avec la main gauche ; puis, avec la main droite, à l'aide d'un mouchoir sec, il saisit la pointe de la langue et la tire hors de la bouche.

La langue ainsi retenue ne pourra plus, en retombant en arrière, obstruer la gorge et empêcher le passage de l'air.

Après cinq ou six pressions, on s'arrêtera pour observer si la respiration est rétablie.

Au début les pressions doivent être exercées quatre à cinq fois par minute, puis, en activant graduellement la manœuvre, on les reproduit dix, douze et jusqu'à quinze fois dans une minute.

On imite ainsi les temps et les mouvements de la respiration naturelle qu'il s'agit de rétablir.

On doit continuer ces manœuvres, même si elles restent sans succès apparent, pendant au moins deux heures, jusqu'à ce que le patient commence à respirer. On ne doit pas interrompre ces premières et courtes inspirations naturelles, mais les aider par des pressions faites à propos.

On doit se souvenir toujours que la persistance énergique dans des soins bien dirigés est souvent suivie de succès inespérés.

Dans aucun cas il ne faut introduire de liquide dans la bouche d'un noyé, à moins qu'il n'ait repris l'usage de ses sens et qu'il puisse avaler facilement.

SECOURS AUX BRULÉS.

Voici la conduite à tenir :

1° Le pansement devra être fait dans la mine, ou tout au moins dans la chambre de la machine du puits.

2° On enlèvera ce qui reste de vêtements, en les coupant avec des ciseaux.

3° On ne cherchera pas à enlever la poudre de charbon qui recouvre le corps, elle n'est pas nuisible. Il n'en est pas de même des petits grains de charbon anguleux, de dimension variable. Ces grains devront être enlevés un à un, soit avec un cure-dents, soit avec un instrument analogue, une allumette taillée en pointe, par exemple. Cette espèce d'épluchement sera fait minutieusement : un corps étranger de cette nature, de cette forme, que la pression d'un bandage enfonce dans la peau enflammée, causerait des douleurs intolérables.

4° On ne lavera pas les plaies ; on les enduira d'huile d'olive ou d'amandes douces, et on enveloppera le malade de coton ouaté ; on en applique une triple ou quadruple couche sur la poitrine, couche suffisamment large pour couvrir les flancs ; on agit de même pour les bras, le dos, etc. Le tout est assujetti par quelques tours de bandage ; il ne faut pas craindre de serrer fort ; le coton se tasse.

SOINS A DONNER DANS LE CAS DE FRACTURES.

Il faut se préoccuper surtout d'obtenir l'immobilité, afin de calmer la douleur et d'empêcher les fragments osseux de déchirer les tissus. On ne devra pas exercer de traction dans le but d'obtenir la réduction des fractures avant l'arrivée du médecin, et il ne faudra pas non plus dépouiller le membre atteint des vêtements qui le recouvrent, tout souillés qu'ils soient.

On appliquera des attelles sur le membre fracturé, en l'enveloppant presque entièrement ; elles seront maintenues par quelques tours de bande.

S'il s'agit de fractures de l'avant-bras ou du bras, on emploiera, après l'application de l'attelle brisée, un bandage fait avec un grand mouchoir, plié en fichu, dont les deux bouts extrêmes sont noués autour du cou. On forme ainsi une anse où le membre est appuyé et soutenu.

Pour les fractures de la colonne vertébrale, du bassin, des cuisses, des jambes, on placera le blessé dans l'appareil Riembault, qui est une sorte de gouttière Bonnet, montée sur un brancard.

SECOURS A DONNER EN CAS DE PLAIES.

Le pansement sera le même que pour les brûlures : on enveloppe la plaie d'une couche épaisse de coton pour la soustraire à tous les contacts, notamment à l'action de l'air.

SECOURS A DONNER EN CAS D'HÉMORRAGIE.

Si la plaie qui donne du sang siège à la tête, au cœur, sur le tronc, l'un des assistants applique les doigts sur la plaie, qu'il comprimera jusqu'à l'arrivée du médecin ; s'il est fatigué, il se fera remplacer par un autre, mais la compression ne doit pas cesser d'être exercée.

Si la plaie siège aux membres, on établit une compression à l'aide du tube en caoutchouc d'Esmarck. On enroule deux ou trois fois la partie supérieure du membre avec ce tube en serrant fortement et on crochette. Le sang s'arrête immédiatement si la compression est suffisante ; sinon on l'augmente. Il n'est pas nécessaire de dépouiller le blessé de ses vêtements.

On peut alors le faire remonter au jour, mais avec les plus grandes précautions et en lui maintenant la tête déclive. Pour cela on l'a placé sur le brancard, comme s'il avait une cuisse ou une jambe cassée.

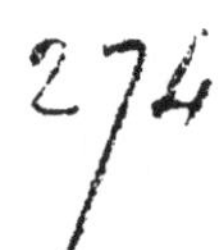

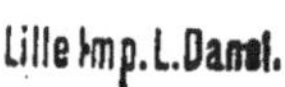

Lille Imp. L. Danel.

www.ingramcontent.com/pod-product-compliance
Lightning Source LLC
LaVergne TN
LVHW050520160826
845677LV00004B/1235

* 9 7 8 2 3 2 9 6 1 8 4 6 3 *